AF403777

DE L'EMPLOI

DU

VALÉRIANATE DE CAFÉINE

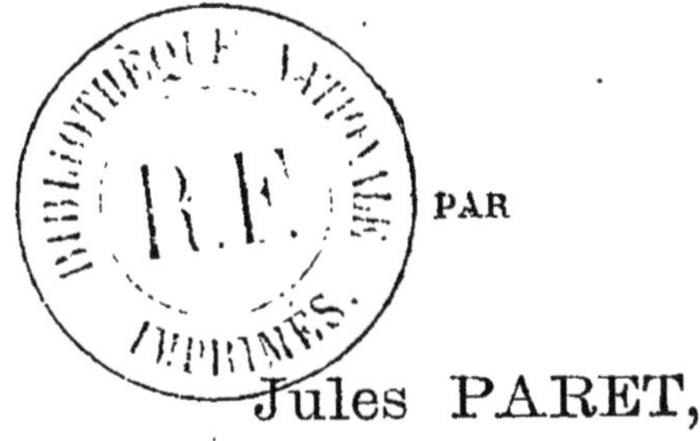

PAR

Jules PARET,

Docteur-médecin à Pontoise.

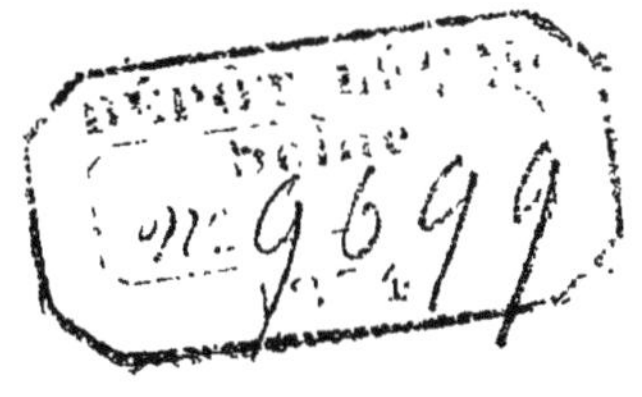

——→≫✳≪←——

PARIS

P. ASSELIN, SUCCESSEUR DE BÉCHET JEUNE ET LABÉ

ÉDITEUR DES ARCHIVES GÉNÉRALES DE MÉDECINE,

Place de l'École-de-Médecine

1874

A LA MEMOIRE

DE MON PÈRE ET DE MA MÈRE

A MON GRAND-PÈRE ET A MA GRAND'MERE BRILLOUET

Vous qui, depuis ma naissance, n'avez cessé un seul instant de m'entourer de toute votre sollicitude, qui, pendant mes études médicales, m'avez donné de si nombreuses preuves de votre générosité, soyez assurés de ma reconnaissance et de mon amour.

A MA GRAND'TANTE DELAUNAY

A MES ONCLES
JEAN PARET ET ALEXANDRE PARET

AVANT-PROPOS.

Que M. le professeur de thérapeutique de cette Faculté me permette de lui adresser ici mes plus vifs remercîments pour l'accueil bienveillant et plein d'encouragement que j'ai reçu de lui lorsque je suis allé le voir pour obtenir l'autorisation d'étudier dons son service les effets du nouveau produit dont l'étude fait l'objet de ce travail.

Je ne voudrais pas qu'on me fît le reproche d'être le porte-réclame d'un pharmacien, ce qui ne convient nullement à la dignité du médecin ; je suis, du reste, par caractère, peu disposé à de semblables compromis. Mais prendre un produit chimique défini, cristallisé, en constater les effets, consigner les résultats obtenus, qu'ils soient favorables ou non, tirer de là des conclusions et des indications, c'est là, je le crois, le rôle d'un médecin, et une semblable étude ne peut faire courir aucun risque à son honneur et à sa dignité.

On pourra juger par la réserve de nos conclusions du peu de goût que j'ai à mêler l'industrie avec la science.

QUELQUES RÉSULTATS

OBTENUS PAR L'EMPLOI DU

VALÉRIANATE DE CAFÉINE

> En général, j'attache bien peu d'importance aux explications que l'on peut donner du mode d'action des médicaments. Je ne vois en thérapeutique que deux choses : *le médicament appliqué à l'organisme et le résultat éloigné de cette application.* Quant aux phénomènes intermédiaires, ils nous échapperont probablement toujours.
>
> (*Cliniques de Trousseau*, t. I, p. 878.

Je n'ai pas l'intention, dans ce travail, de faire une étude complète du valérianate de caféine, je veux surtout relater les observations dans lesquelles ce produit a amené la cessation de phénomènes nerveux morbides, d'une façon assez rapide pour qu'on ne puisse pas croire à une coïncidence fortuite.

Ces observations favorables se rapportent à des vomissements nerveux. Ce produit a été aussi employé contre la coqueluche, mais je ne ferai que relater les résultats, son emploi n'ayant pas eu lieu à l'hôpital.

Comme j'ai observé moi-même les malades atteintes d'hystérie dont je rapporte l'histoire, je m'occuperai surtout de l'hystérie, et des vomissements qu'on y remarque.

Le valérianate de caféine que j'ai employé m'a été fourni par M. Lagnoux, pharmacien à Paris. Ce serait lui qui aurait le premier préparé ce produit.

Ce qui me paraît certain, c'est que ce produit est nouveau, car dans une thèse très-complète, soutenue en 1871 par M. Joannès Chatin, sur les valarianées et leurs produits, il n'est nullement question du valérianate de caféine, bien que cet auteur étudie 14 valérianates de bases différentes.

M. Fonssagrives, dans son article *café* du Dictionnaire encyclopédique des sciences médicales, exprime la même idée et suppose qu'il y aurait avantage à employer ce produit.

Voici ce que dit M. Fonssagrives :

« Je ne sache pas que le valérianate de caféine ait été ni préparé, ni étudié, il y aurait peut-être là un médicament fort utile contre les céphalées, les migraines et les névralgies des nerfs crâniens. Il serait sans doute intéressant aussi d'étudier, dans ces affections, les injections hypodermiques de la caféine et de ses sels, je ne crois pas que rien ait été tenté dans ce sens. »

Le valérianate de caféine est un produit cristallisé en paillettes blanches très-légères, dégageant à la température ordinaire une odeur fort désagréable qui rappelle celle de certains fromages, du Roquefort surtout ; la saveur en est franchement amère, et sans arrière goût ; peut-être cependant y reconnaît-on le goût de café vert, mais il faut pour cela prêter une grande attention et même être prévenu de l'origine de ce produit. Ce sel est soluble dans 80 parties d'eau environ ; il est insoluble dans la glycérine.

Je ne puis faire connaître le mode de préparation, l'ignorant moi-même; l'inventeur se réserve le bénéfice de sa découverte.

M. Lagnoux prépare un sirop de café qui contient 10 centigrammes de valérianate de caféine par cuillerée à bouche. C'est une préparation qui a assurément des avantages : d'abord les enfants la prennent sans difficulté, ensuite si ce médicament avait de l'action contre les vomissements du mal de mer, il est évident que, pour qu'il ait chance d'être absorbé, il faudrait qu'il fût introduit dans l'estomac sous la forme liquide. Un de mes amis devait expérimenter ce produit contre le mal de mer, mais pendant toute la traversée qu'il a faite de Marseille à Alger, l'occasion ne s'en est pas présentée une seule fois.

Je n'ai pas employé le sirop, je me suis servi de pilules de 10 centigrammes de valérianate de caféine, faites avec du miel, à la dose de 2 ou 3 par jour. On pourrait avec avantage, je crois, joindre à ces pilules de l'extrait de valériane.

On verra plus loin que j'ai fait sur un chien des injections hypodermiques, et qu'elles n'ont pas déterminé de phénomènes inflammatoires. Il est probable que chez l'homme il en serait de même.

Après avoir donné ces quelques détails, je vais de

suite faire connaître les observations que j'ai pu réunir sur ce sujet.

OBSERVATION I. — Az... (Joséphine), âgée de 18 ans, domestique, entre le 17 novembre 1873, à l'hôpital Beaujon, salle Sainte-Marthe, n° 19, service de M. le professeur Gubler.

La mère de la malade a 42 ans, elle est sujette aux vomissements; comme elle n'a jamais eu de crises de nerfs, qu'elle a eu une pleurésie il y a six ans et qu'elle tousse, il paraît assez naturel de rapporter ces vomissements à une lésion pulmonaire.

Le père de la malade était d'une bonne santé, il est mort jeune à la suite d'un accident.

Dans son enfance, la malade a eu la rougeole et la variole; au mois de mai 1873, elle a eu une fièvre muqueuse qui a duré trois mois.

Du 25 août au 15 septembre 1873, elle eut des accès de fièvre qui revenaient tous les jours vers les 2 heures du matin; le sulfate de quinine fit disparaître la fièvre.

La convalescence ne s'établit pas franchement, elle conserva de la courbature, de l'anorexie; son appétit était irrégulier.

Le 10 novembre 1873, elle retombe malade, elle a de la fièvre pendant huit jours. C'est à partir de cette époque, 17 novembre, que commencent ses vomissements; la malade entre à l'hôpital.

Cette jeune fille n'a pas été réglée d'une façon bien régulière. Réglée à l'âge de 13 ans, elle eut des menstrues régulières pendant deux ans, puis elles firent défaut pendant trois mois, et ne revinrent que sous l'influence d'un traitement approprié. Elles cessèrent de nouveau avec la fièvre typhoïde (en mai), et en août elle eut des pertes utérines abondantes qui coïncidèrent avec des épistaxis.

Du mois de novembre 1873 au 1er juillet de 1874 la malade ne passa pas un jour sans vomir, malgré les médications les plus diverses auxquelles on la soumit.

Le 1er juillet on lui prescrit 3 pilules de 10 centigrames chacune de valérianate de caféine, à prendre une avant chaque repas.

La malade était constipée depuis plusieurs jours. Après avoir pris la première pilule, elle éprouve le besoin d'aller à la garde-robe, et elle y va 7 fois dans la journée ; elle n'a pas de vomissements. Le soir elle prend une autre pilule ; elle va plusieurs fois à la garde-robe pendant la nuit. Pas de vomissements, l'appétit a été meilleur que les jours précédents. Les urines ont été recueillies, il y en a environ 450 grammes.

Le 2 juillet, après la visite, j'endormis la malade par une occlusion des yeux de deux ou trois minutes. Les yeux étaient convulsés en haut. Je soufflais sur son visage, et au bout de six minutes, elle poussait quelques cris avec de petites convulsions, et revenait assez facilement à l'état de veille. Quand elle eut recouvré toute sa connaissance, elle eut des sueurs abondantes, une grande soif, et but sans modération plus de la moitié de son pot de tisane.

Après mon départ de l'hôpital, elle vomit une petite gorgée de la tisane qu'elle avait prise.

Dans le cours de la journée, elle prit 2 pilules, et n'eut pas de vomissements ; elle eut 4 garde-robes ; les urines n'ont pas dépassé 300 grammes ; l'appétit a été très-faible, elle n'a mangé que 2 biscuits, la soif a persisté toute la journée.

Le 3 juillet, l'appétit a été bon, il n'y a pas eu de vomissements ; la malade prétend qu'elle a été souvent à la garde-robe, mais les matières qui nous ont été présentées n'ont pas un mauvais aspect, elles sont solides mais non moulées ; urines 150 gr., sueurs abondantes d'après le dire de la malade.

Comme on avait supposé que la malade avait de la diarrhée, on avait prescrit une poudre anti-diarrhéique et, par suite, on a suspendu le traitement par le valérianate. Le soir la malade vomit ; urines 150 grammes.

Le 4. La malade vomit aussitôt après avoir pris du lait. On revient au valérianate, et les vomissements ne se reproduisent pas.

On continue tous les jours, et les vomissements ne se reproduisent pas une seule fois.

Nous enregistrons seulement les quantités d'urines excrétées :

Le 6. 120 gr. d'urine ; pas de vomissement.

Le 7. 300 gr. d'urine ; pas de vomissement.

Le 8. 300 gr. d'urine ; pas de vomissement.

Le 9. 350 gr. d'urine ; M. Gubler fait suspendre le traitement par le valérianate.

Le 10. La malade qui n'a pas pris de pilule ni

hier soir ni ce matin, vomit de suite après son déjeuner. M. Robin, l'interne du service, fait recommencer les pilules, les vomissements disparaissent; urines 500 gr.

Le 11. Pas de vomissements; urines 500 gr.

Le 13. 550 gr. d'urine. Je cherche à déterminer la quantité d'urée qu'elles contiennent, je trouve 13 gr. 20, mais j'ai lieu de ne pas considérer ce chiffre comme suffisamment exact; je dirai pourquoi ailleurs.

Le 15. 550 gr. d'urine ; pas de vomissement.

Le 16. 400 gr. Le poids de la malade est de 41 kilogrammes.

Le 17. 300 gr. d'urine. La malade se plaint d'une sensation de froid général malgré la température atmosphérique très-élevée.

Le thermomètre, placé dans l'aisselle, donne 37°4. Le même thermomètre, placé dans l'intérieur de la main bien fermée, ne marque que 32°. La peau des extrémités, aussi bien celle des pieds que celle des mains est violette, marbrée.

Le 19. 400 gr. d'urine.

La malade reste encore quelque temps dans le service, elle continue toujours le valérianate, les vomissements ne reviennent plus. Peu à peu les forces reviennent, en même temps que l'appétit, la malade est très-active, elle se plaint seulement de quelques insomnies.

On pèse la malade avant son départ, son poids n'a pas augmenté.

Obs. II. — L'observation suivante est relative à une malade dont l'histoire est consignée dans la thèse de M. Juventin sur l'urée dans les vomissements, et que je reproduis textuellement. La médication par le valerianate de caféine a été prescrite par M. Brouardel, et c'est à l'obligeance de M. Descoust, élève du service, que je dois les notes qui concernent cette partie de l'observation.

B..., âgée de 22 ans, couturière, occupe le n° 16 de la salle Sainte-Magdeleine, à la Charité. A l'âge de 17 ans, des accès nerveux de rire et de pleurer sans motif ont commencé, elle est en même temps atteinte d'une affection inflammatoire abdominale qui a nécessité l'emploi de la glace. Réglée à 12 ans, elle a eu des irrégularités dans ses menstrues jusqu'à 18 ans. A 21 ans, à la suite d'une contrariété, ont commencé les accès d'hystérie. Alors se sont montrés les vomissements, parfois survenant immédiatement après le repas, parfois le matin à jeun en se levant. A partir de la première atteinte convulsive, elle eut une paralysie qui l'empêcha entièrement de marcher, et les membres supérieurs devinrent plus faibles qu'auparavant.

Après plusieurs séjours successifs à l'hôpital, la paralysie a bien diminué, mais les vomissements ont continué au point qu'en deux mois elle comptait à peine deux jours où ils n'étaient pas survenus. Les forces sont revenues aux membres supérieurs. La marche est un peu plus assurée.

Suit une analyse des vomissements qu'il est inutile de reproduire ici.

Le 1er février 1874, le malade prend du valérianate de caféine à la dose de 0 gr. 60 par jour, en trois paquets.

M. Descoust ajoute que les vomissements ne cessèrent pas immédiatement, ils devinrent plus rares, enfin après quinze jours de traitement, ils disparurent complètement. Depuis cette époque la malade, toujours en observation dans la même salle, n'a eu que de rares vomissements à de longs intervalles.

Obs. III. — S... (Jeanne), domestique, 48 ans, entre le 27 mars 1874 à l'hôpital Beaujon, salle Sainte-Marthe, n° 7, service de M. le professeur Gubler.

La mère de la malade est morte à l'âge de 55 ans, à la suite d'une hémorrhagie qui s'est déclarée dans une tumeur. Cette tumeur occupait la région droite du cou, elle était de la grosseur du poing, douloureuse, ulcérée et molle. Elle datait de neuf mois lorsque l'hémorrhagie eut lieu.

La malade a le teint coloré et rien dans son extérieur ne pourrait faire supposer un trouble profond. Comme maladie antérieure, elle ne signale qu'une fièvre typhoïde il y a douze ans. Elle n'a jamais eu d'enfants.

Sa santé était bonne, lorsqu'il y a deux ans et demi, elle s'aperçut que son appétit diminuait et qu'elle était constipée. Il y a un an, elle commença à vomir, d'abord à des intervalles assez éloignés, en moyenne une fois par semaine; puis les vomissements devinrent plus fréquents, et lors de son entrée à l'hôpital la malade vomissait tous les jours.

Les vomissements n'avaient jamais lieu à jeun, tantôt ils survenaient immédiatement après le repas, d'autres fois plusieurs heures plus tard. Ils avaient lieu le plus souvent la nuit, vers onze heures ou minuit. Ces vomissements étaient toujours précédés de douleurs qui siégeaient tantôt au niveau de la vésicule biliaire, et tantôt au creux épigastrique.

Jamais de coliques hépatiques, jamais de sang en nature dans les vomissements. Depuis son entrée à l'hôpital, la malade a eu quelques rares vomissements marc de café, peu abondants du reste. On ne sent pas de tumeur dans l'abdomen, et la pression ne détermine aucune sensation douloureuse.

Le diagnostic est difficile; le facies coloré de la malade, l'apparence de santé qu'elle a malgré des vomissements dont le début remonte à un an, l'absence de tumeur et de douleur feraient éloigner l'idée d'un carcinome. Mais, d'autre part, ces quelques vomissements de sang, chez une femme dont la mère pourrait bien avoir eu un ganglion cancéreux, plaident fortement pour le carcinome.

Toutefois, le 15 juillet 1874, la malade commence à prendre 2 pilules de 10 centigrammes de valérianate de caféine, les jours suivants on porte la dose à 3 pilules et l'on continue.

Le 23. La malade vomit, mais il y avait huit jours qu'elle n'avait pas eu de vomissements, tandis que, avant cette médication, elle vomissait tous les jours.

On continue le même traitement.

Le 30. La malade nous dit qu'elle n'a pas vomi, mais qu'elle éprouve encore des envies de vomir. Il y a un peu de tympanisme après chaque repas.

On continue le traitement, et le 8 août la malade, qui n'a pas vomi depuis le 23 juillet, sort de l'hôpital.

Observation IV.—Sanis, 28 ans, lingère, entrée le 4 novembre 1874, salle Sainte-Marthe, n° 4, hôpital Beaujon, service de M le professeur Gubler.

Cette malade entre à l'hôpital pour des vomissements. Elle en fait remonter le début au 13 juillet 1871. Ces vomissements ne se montrent pas d'une façon régulière, ils reviennent tous les six mois, d'autres fois tous les trois mois. Ces vomissements arrivent comme par crises, la malade dit qu'elle vomit soixante fois par jour. Au début elle vomissait le matin à jeun, mais actuellement elle vomit surtout en mangeant, au milieu de son repas, jamais après. Il arrive souvent, dit-elle, dans un même repas, qu'en ayant vomi une première fois, je me remets à manger et alors la digestion se fait bien.

D'autres fois elle éprouve ce malaise qu'on ressent dans l'indigestion, et provoque elle-même le vomissement en allant irriter avec ses doigts son arrière-gorge.

Cette malade est pléthorique, et a de l'hyperesthésie ovarienne du côté gauche.

Paret.　　2

Elle vomissait déjà depuis 12 jours ; lors de son entrée à l'hôpital, on lui fait prendre du valérianate ; les vomissements persistent pendant 5 jours, mais avec moins d'intensité, puis ils cessent tout à fait.

La malade quitte l'hôpital.

Doit-on attribuer la cessation des vomissements au traitements mis en usage, ou bien doit-on supposer que la malade était arrivée à la fin d'une de ces crises qu'elle a déjà eue? Cette dernière hypothèse est possible.

Observation V. — *Résultat défavorable.* — Laurent G..., âgé de 24 ans, infirmier, entré le 27 mai 1874 à l'hôpital Beaujon, salle Saint-Louis, n° 6, service du professeur Gubler.

Le malade qui fait l'objet de cette observation a eu une pleurésie il y a 6 ou 7 ans; pendant la guerre il était à Metz dans les chasseurs à pied, ce fut à cette époque qu'il commença à tousser. Il fut réformé a la suite d'une blessure à la jambe qui l'avait rétenu trois semaines au lit.

Au mois de septembre 1871 il entra à Lariboisière pour une pleurésie sèche.

Le 27 mai 1874 il eut des hémoptysies pendant dix jours, c'est à cette époque qu'il entra dans le service de M. Gubler. Il avait alors peu d'appétit, mais les digestions se faisaient bien, il n'avait ni diarrhée ni constipation. Ce fut à la fin du mois de juin que le malade commença à vomir. Après son repas, une quinte de toux déterminait le rejet des

aliments qu'il venait de prendre. De plus, le matin
il avait des vomissements aqueux, qui étaient aussi
précédés de quintes de toux. Vers le 5 juillet le
malade commence à vomir sans tousser, les vomissements sont précédés de nausées, mais ils se font
sans grands efforts.

Le malade présente du souffle et du gargouille-
ment au sommet gauche; à droite il y a une obscurité
complète du murmure respiratoire (c'est de ce côté
que le malade a eu sa pleurésie sèche à Lariboisière). On n'entend pas de frottement.

Le 11. On prescrit le valérianate de caféine à
à la dose de deux pilules de 10 cent. chacune. Le
malade ne vomit pas 500 gr. d'urine. Le 12 juillet,
on continue; les urines se sont élevées à 1200 grammes. Le malade qui allait régulièrement à la garde-
robe n'y a pas été depuis deux jours. L'appétit est
augmenté, le malade mange la viande avec plaisir,
ce qu'il ne faisait pas auparavant, et trois quarts
d'heure après son repas il éprouve de nouveau le
besoin de manger; il tousse moins la nuit, l'expec-
toration est aussi abondante, les sueurs ont diminué.

Le 13. 600 gr. d'urine.

Le 14. 600 gr. d'urine. On prescrit 30 grammes
de vin diurétique et le valérianate.

Le 15. 600 gr. d'urine. Même traitement.

Le 17. 750 gr. d'urine. Le malade est somnolent
le jour et la nuit.

Le 18. 750 gr. d'urine. La quantité d'urée paraît
être de 18 gr., mais nous faisons la même réserve

que pour l'observation I. Le malade a vomi des haricots verts.

Le 20. 900 gr. d'urine.

Le 21. 700 gr. Le malade vomit son lait; on fait prendre 3 pilules de valérianate.

Le 22. 600 gr. d'urine. Le malade a vomi des pruneaux, il ne peut pas manger de viande le matin.

Le 23. 800 gr. d'urine. Le malade a vomi un œuf. — On prescrit 60 gr. de vin diurétique.

Le 24. 40 gr. d'urine, vomissements.

Le 26. Pas de vomissements.

Le 27. 600 gr. d'urine, pas de vomissements.

Cette observation nous montre que tout d'abord la médication par le valérianate stimule l'estomac; l'appétit devient meilleur, les sueurs diminuent, la quantité d'urine devient normale, les vomissements cessent du 13 au 21 juillet, mais, à cette époque, comme si le médicament avait usé toute son action, la lésion morbide persistant toujours, et la cachexie s'accentuant chaque jour, les vomissements recommencent, rien n'est toléré par l'estomac, ni les matières azotées, le lait, les œufs, ni les féculents.

Nous pourrions rapprocher d'autres faits de celui-ci, ils montreraient que le valérianate de caféine est impuissant à arrêter les vomissements des phthisiques.

OBSERVATION VI. — Louis Pap., 34 ans, entré le 4 novembre 1875, salle Saint-Louis, n° 2, hôpital Beaujon, service de M. le professeur Gubler.

Ce malade tousse depuis cinq ans, il y a des cavernes aux sommets, les lésions sont très-avancées à gauche, on entend des gargouillements dans la fosse sus et sous-épineuse de ce côté, le malade est très-affaibli. Ce malade vomit depuis longtemps, soit à la suite d'une quinte de toux, soit au contraire, sans efforts, et sans nausées préalables; il prétend qu'il vomit toutes les 2 heures.

Le 20 novembre, on lui fait prendre 20 centigrammes de valérianate de caféine en deux prises et on continue les jours suivants.

Pendant quatre jours les vomissements ne sont pas modifiés, mais le 25 le malade ne vomit plus que 3 fois, ce qu'il considère comme une amélioration. Le 25 il ne vomit qu'une fois à 4 heures du soir. Il trouve avoir plus d'appétit, les nuits sont meilleures, il a même de la somnolence le jour. Il dit qu'il transpire moins; mais, comme la température s'est abaissée ces jours-ci, il y a peut-être lieu de ne pas attacher trop d'importance à cette modification.

On continue le traitement.

Observation VII. — Ayant rencontré pendant nos vacances un chien choréique, nous avons expérimenté sur lui les injections hypodermiques de valérianate de caféine.

C'était un jeune chien de chasse né le 10 juin 1873. A l'âge de cinq mois il avait eu la maladie dite des chiens. Il resta malade pendant trois mois, il toussait, ne mangeait pas, et dépérissait chaque jour. Ce fut vers le mois d'avril dernier qu'il commença à être pris de convulsions.

Quand nous le vîmes le 13 septembre nous constatâmes divers spasmes qui se succèdaient dans l'ordre suivant :

1° Spasmes rhythmés des muscles fléchisseurs de la jambe droite postérieure, puis un instant après les muscles extenseurs de la même patte entraient en convulsions.

2° Survenaient ensuite des contractions dans les muscles des parois thoraciques, qui bientôt s'étendaient aux muscles du cou.

La sensibilité était très-affaiblie sur le membre droit postérieur, on pouvait fixer une épingle dans le membre de l'animal sans qu'il s'en aperçût.

Si l'on venait à attirer son attention, généralement les mouvements choréiques cessaient, ils étaient surtout prononcés quand l'animal restait un certain temps dans sa niche, à l'abri de toute excitation.

Le 13 septembre nous injectâmes 10 centigrammes de valérianate de caféine en solution dans l'eau. Nous avions choisi la partie interne de la cuisse malade pour faire ces injections ; en cet endroit la peau était dégarnie de poils et rosée, de telle sorte qu'il nous eût été facile de voir se produire une inflammation dans le cas où elle se fût produite. Mais il n'y eut même pas de rougeur, et la présence de ce liquide dans le tissu cellulaire ne produisit aucune sensation à l'animal. Les jours suivants nous continuâmes le même traitement.

Les résultats que nous constatâmes furent très-minimes ; au bout de quelques jours la sensibilité est revenue au point que l'animal poussait un petit cri quand nous fixions le dard de la seringue de Pravaz, il se débattait. On remarque aussi que l'animal avait plus d'appétit, et qu'il urinait moins souvent ; mais les convulsions étaient plutôt augmentées que diminuées. Lors de notre départ l'état du chien n'était pas amélioré d'une façon sensible.

DE L'HYSTÉRIE.

Ayant eu à traiter des hystériques d'une façon spéciale, c'était pour nous un devoir de connaître l'opinion des auteurs sur ce sujet. Or, quand on parcourt les travaux qui ont été faits sur la matière, on voit que les idées les plus opposées ont été émises tant au point de vue du siége que de la nature de cette maladie. Bien que je n'aie pas la prétention de résoudre une question si controversée, il me paraît intéressant de montrer les diverses opinions qui existent sur ce point et les raisons qu'on a fait valoir en leur faveur comme aussi celles qu'on leur a opposées. Cette étude nous permettra, du reste, de mieux comprendre l'action du médicament dont nous nous occupons.

Comme M. Schutzemberger nous rattacherons les idées émises sur l'hystérie à trois grands groupes.

Dans une première théorie, la plus ancienne, la cause organique de la perturbation fonctionnelle est dans l'utérus ou les organes génitaux.

Une seconde fixe le point de départ des accidents hystériques dans les organes centraux de l'innervation.

Une troisième invoque un état morbide général du système nerveux.

Nous examinerons d'abord la théorie qui place le siége de l'hystérie dans les organes centraux de l'innervation. Les uns, comme Girard, Briquet, plaçaient le siége de la maladie dans le cerveau ; les autres, Lepois, Willis, Gorget, dans tout l'appareil cérébro-spinal ; enfin d'autres choisirent diverses régions de la moelle épinière. Pour Ollivier d'Angers, l'hystérie est due à la congestion sanguine d'une partie de la moelle. Griffin, l'irritation de toute la moelle.

Il est à noter tout d'abord que de toutes ces théories aucune ne repose sur l'anatomie pathologique, toutes sont des déductions de l'esprit ayant en vue l'explication des symptômes et plusieurs ont été faites à une époque où l'on ne connaissait pas le pouvoir réflexe de la moelle. Voyons néanmoins les motifs sur lesquels les auteurs ont appuyé leur opinion.

M. Briquet définit l'hystérie une névrose de l'encéphale dont les phénomènes apparents consistent principalement dans la perturbation des actes vitaux qui servent à la manifestation des sensations affectives et des passions.

Après avoir cité la définition, voyons les motifs allégués par l'auteur pour justifier son opinion.

Il est constaté, dit M. Briquet, p. 597, que les influences morales sont l'une des causes les plus puissantes et les plus fréquentes de la production de l'hystérie, qu'elles sont également l'un des agents les plus actifs, soit de l'augmentation, soit de la diminution des accidents de cette névrose, enfin que tous les accidents hystériques ne sont que des manifestations passionnelles. Quelle part prend la moelle épinière dans ces diverses circonstances ? Une part évidemment secondaire et toujours subordonnée à l'influence qu'exerce l'encéphale sur ce prolongement nerveux.

Et ailleurs, p. 599, M. Briquet pose les conclusions suivantes :

1° Il existe dans l'axe encéphalo-rachidien une division du système nerveux consacré à recevoir les impressions affectives, c'est-à-dire l'action des causes qui venues du dehors ou de l'intimité des organes produisent le plaisir ou la douleur tant physiques que psychiques.

2° Le degré de la susceptibilité de cette portion de l'encéphale est à peu près indépendant des degrés plus ou moins élevés de l'intelligence.

3° La femme, pour remplir sa mission providentielle, devait présenter cette susceptibilité à un degré bien supérieur à celui de l'homme.

4° L'action sur l'encéphale des modificateurs produisant la douleur ou le plaisir provoque une sensation qui va le plus souvent jusqu'au degré de la passion.

5° Chaque sensation un peu vive ou chaque passion se manifeste à l'extérieur par des signes particuliers à chacune d'elles.

A tout ceci ne peut-on pas objecter que souvent ces causes morales, dont parle M. Briquet, aussi bien que les manifestations passionnelles, font tout à fait défaut. Je me permettrais à ce propos de rapporter l'histoire très-intéressante d'une jeune malade, qui est actuellement dans le service de M. le professeur Gubler, salle Sainte-Marthe, n. 5.

Catherine Kind, âgée de 21 ans, quittait l'Alsace au mois d'août dernier et venait à Paris comme domestique. Malgré que nous ayons dirigé tous nos efforts pour savoir si quelques contrariétés ou quelques émotions vives avaient déterminé ou suivi ce départ, nous sommes resté convaincu que rien de particulier n'avait eu lieu.

Cette jeune fille, qui avait toujours été jusque-là d'une bonne santé, éprouva à la fin du mois de septembre une douleur névralgique dans les muscles pectoraux du côté gauche et dans le bras du même côté. Le genou gauche était douloureux et la marche difficile. Le médecin qui fut appelé crut avoir affaire à une affection rhumatismale, et fit couvrir les jointures avec de la ouate. Ce fut ainsi enveloppée que la malade se présenta à la consultation.

En examinant la malade plus attentivement, on constata qu'elle n'avait pas de fièvre et qu'il n'y avait pas d'épanchement dans le genou, mais que les muscles fléchisseurs de la jambe étaient contractés. De plus, il y avait hémianesthésie du côté gauche et parésie du bras droit. Ainsi, tandis que avec sa main gauche (côté anesthésié) la malade produisait 32 kilog, au dynamomètre, avec sa main droite elle ne produisait que 12 kilog. De plus, si l'on répétait l'expérience, la force produite diminuait de près de moitié, des deux côtés. Si on électrisait le côté parésié, on obtenait un effort plus considérable qu'avant. La pupille de l'œil droit était dilatée ; l'examen ophthalmoscopique a fait constater l'absence de toute lésion du fond de l'œil. La pression sur l'ovaire gauche déterminait une douleur très-intense et offrait cette particularité qu'elle était suivie de la sensation de boule et de strangulation. La malade cherchait à fuir la pression en se remontant dans un lit ; de plus, la respiration était visiblement gênée. Si on saisissait les parois abdominales avec les doigts, on ne déterminait pas de douleur.

Cette jeune fille est bien réglée et a quelques pertes blanches à l'approche de ses règles.

Cette observation nous montre des troubles nerveux divers apparaissant sans cause morale connue, et coïncidant, au contraire, avec une névralgie des plus vives des organes génitaux. Nous verrons plus tard quelle interprétation on a donné de ces phénomènes ; pour l'instant je ne veux en tirer d'autre conséquence que celle-ci : qu'il est impossible de rapporter les troubles observés à une affection cérébrale.

M. Schutzenberger cite une observation où la pression de l'ovaire détermine non-seulement de la douleur, mais encore des convulsions généralisées. Voici cette observation.

Une femme de 18 ans, brune, lymphatique, fut prise sans causes connues d'accès convulsifs hystériformes. Avant les attaques elle ressentait dans l'abdomen, sans pouvoir spécifier la place, une douleur se transformant en boule qui, remontant de la région épigastrique au col, était suivie d'étouffement, de perte de connaissance incomplète et de convulsions généralisées.

Six mois après le début des accidents, elle rentre à l'hôpital et on constate une douleur assez vive à la pression des apophyses épineuses des sixième, septième et huitième vertèbres dorsales ; cette douleur n'irradie pas ailleurs et ne provoque pas de phénomènes réflectifs. La région épigastrique est également douloureuse, mais la pression ne provoque pas d'accès. Le reste du ventre est indolent, à l'exception de la région ovarique gauche. Une pression même légère exercée dans ce point provoque une douleur vive et presque immédiatement après la sensation de constriction épigastrique, des spasmes de la glotte et du diaphragme, enfin des convulsions généralisées avec perte incomplète de connaissance.

On pourrait citer beaucoup d'autres observations montrant l'influence de la pression de l'ovaire dans la production de troubles spasmodiques divers, mais je crois que ces exemples suffisent. On remarquera encore que dans cette observation, il n'est pas fait mention de troubles de l'intelligence.

Veut-on maintenant savoir comment Lepois, Willis, furent conduits à placer le siége de l'hystérie dans l'encéphale, le cerveau et la moelle épinière ? Ces auteurs, frappés des phénomènes convulsifs généralisés qu'on observe si fréquemment dans l'hystérie, ignorant que l'excitation des organes centraux peut être consécutive à des excitations périphériques, ne comprenant pas par conséquent comment l'utérus pouvait réagir sur l'encéphale, préférèrent admettre que ces convulsions étaient dues à une excitation primitive des centres nerveux.

Quant à la théorie qui place la lésion dans tout le système nerveux, sans en préciser exactement la nature, elle ne saurait être soutenue sérieusement, elle date d'ailleurs d'une époque où les notions d'anatomie et de physiologie étaient loin d'être exactes. Cependant cette idée fut soutenue par Sydenham, par Tissot, qui attribuait l'hystérie à la mobilité des nerfs et à leur sécheresse.

Brachet, qui avait été frappé de la mobilité des troubles fonctionnels dans l'hystérie, et qui d'autre part ne pouvait admettre que la lésion fût dans chaque organe, fut nécessairement amené à placer le siége de la maladie dans le système généralement répandu ; or, le système nerveux étant le seul de ces systèmes généraux qui soit capable de servir de siége aux divers accidents que présente cette maladie, il fit résider la maladie dans ce système. Il excluait, je ne sais pourquoi, les nerfs du grand sympathique.

J'arrive maintenant à la plus ancienne des théories, à celle qui place la lésion primitive dans les organes génitaux de la femme.

Un premier fait, qui n'avait pas échappé à l'observation des anciens, c'est que l'ensemble symptomatique, qu'on appelle hystérie, se rencontre chez les femmes. Les modernes, qui ne partagent pas cette idée d'une façon absolue, ont néanmoins respecté le nom. On a prétendu, en effet, avoir observé les mêmes symptômes chez certains hommes, mais outre que ces cas sont rares (M. Briquet, sur 200 cas d'hystérie, ne cite que 7 hommes), on pourrait se demander si vraiment ces hommes n'étaient pas hypochondriaques plutôt que hystériques. En supposant même qu'il y ait eu quelques hommes hystériques, il faut encore chercher pourquoi cette maladie est si fréquente chez la femme.

Faut-il dire avec M. Briquet que la femme, pour remplir sa mission providentielle, devait présenter une susceptibilité morale et un entraînement aux passions supérieurs à ceux de l'homme; ou bien, au contraire, faut-il chercher dans les organes qui sont propres à la femme, la cause des troubles nerveux auxquels elle est exposée. Nous nous rangeons à cette dernière manière de voir, et nous allons citer les faits sur lesquels nous nous appuyons, et les auteurs qui professent cette doctrine.

Nous ne sommes plus au temps de Celse, d'Hyppocrate qui ne voyaient dans l'attaque d'hystérie que les périfimations de l'utérus.

Déjà Galien avait pensé que des liquides qui se corrompaient dans l'utérus pouvaient irriter les nerfs.

Aétius va plus loin, et pour lui cette irritation, qui a un siége dans l'utérus, se propage par l'intermédiaire des nerfs jusqu'au cerveau.

Cullen dit que les paroxysmes de l'hystérie com-

mencent par une affection spasmodique et convulsive du canal alimentaire, qui de là se communique
au cerveau et à une grande partie du système nerveux. Cependant les accès ont si souvent une telle
connexion avec le flux menstruel et avec toutes les
maladies qui dépendent de l'état des parties de la
génération, que c'est avec raison que les médecins
ont de tous temps, considéré l'hystéricisme comme
une affection de l'utérus.

Astruc, Pinel, de Louyer-Villarmay, et une foule
d'autres, envisagent l'hystérie comme une affection
nerveuse utérine, propagée à d'autres parties du
système nerveux.

Pour M. Dubois comme pour Georget, les convulsions hystériques sont produites par l'encéphale ou
plutôt par la moelle allongée et spinale ; mais l'état
d'excitation spinale, qui constitue l'élément initial
des convulsions, est lui-même produit par une excitation nerveuse locale du système nerveux utérin.

Romberg admet que le point de départ de l'hystérie existe dans l'utérus, il consiste dans une excitation locale des nerfs de la génération. La théorie
des attaques est pour lui une application de la loi
de réflexion nerveuse ; l'hystérie est un spasme ré-
flectif produit par l'excitation utérine.

Aran, dans ses leçons cliniques, publiées en 1860,
dit qu'on rencontre bien quelques femmes, en petit
nombre, qui présentent à la fois les symptômes de
l'hystérie et les lésions d'une affection utérine.
Mais c'est là, dit-il, une exception. Dans la très-
grande majorité des cas, les femmes qui ont la ma-

trice malade, interrogées dans ce sens, ne témoignent que d'une certaine mobilité nerveuse, d'un certain agacement nerveux plus ou moins continu, toujours facile à éveiller, mais jamais elles n'accusent ni la boule hystérique, ni les convulsions caractéristiques.

On voit qu'Aran, sans être partisan de l'influence que les lésions des organes génitaux ont dans la production de l'hystérie, ne peut s'empêcher de reconnaître la coïncidence de cette névrose avec les lésions utérines.

M. Nonat, dans son *Traité des maladies de l'utérus*, s'exprime ainsi :

Nous n'avons pas l'intention de tracer ici une description de l'hystérie, nous voulons seulement chercher à faire prévaloir cette vérité encore méconnue par un très-grand nombre de médecins, à savoir que l'affection peut avoir pour origine et pour point de départ une phlegmasie chronique de l'appareil génital.

Déjà Pujol avait dit que l'hystérie n'était point une maladie sans matière, une névrose, mais qu'elle dépendait d'une inflammation chronique ou d'une irritation de l'utérus.

M. Benett accorde aux lésions du col de l'utérus un grand rôle. Voici ce que dit cet auteur :

Parmi les symptômes généraux de l'inflammation du col de l'utérus chez les vierges, on doit signaler le trouble des fonctions digestives, un grand abattement, l'insomnie, des phénomènes hystériques, une agitation nerveuse, l'irritation spinale. J'ai vu, chez des jeunes filles, de graves attaques d'hystérie, suivies de paralysie également hystérique, résulter évidemment d'une maladie inflammatoire du col de l'utérus. Quand l'hystérie convulsive reconnaît cette cause, les attaques surviennent principalement aux époques menstruelles, c'est-à-dire au moment où s'effectuent les exacerbations utérines,

L'hystérie de cause utérine présente généralement une grande intensité et ne peut être guérie qu'après la disparition de l'affection utérine qui l'a occasionnée par suite de l'action réflexe de la moelle épinière. J'ai eu à soigner beaucoup de femmes, et surtout de jeunes femmes, chez lesquelles une affection ulcéreuse grave du col avait évidemment déterminé l'hystérie convulsive. Chez quelques-unes d'entre elles, les convulsions avaient même été si violentes qu'elles avaient déterminé une paralysie partielle consécutive. Les convulsions hystériques cessent presque toujours chez ces malades quand l'utérus est revenu à son état d'intégrité.

M. Charcot. dans ses leçons cliniques, fait connaître son opinion sur la question qui nous occupe :

Je ne suis pas, dit-il, partisan exclusif de la doctrine ancienne, qui place le point de départ de la maladie hystérique tout entière dans les organes génitaux ; mais, avec Schutzenberger, je crois qu'il est péremptoirement démontré que, dans une forme spéciale de l'hystérie — que j'appellerai, si vous voulez, ovarienne ou ovarique, — l'ovaire joue un rôle important.

Ces citations nous montrent que, à l'exception
de M. Briquet, presque tous les auteurs contempo-
rains qui ont écrit sur l'hystérie ont fait jouer un
grand rôle aux lésions des organes génitaux. Les
uns, Schutzenberger, Romberg, Piorry, Négrier,
Charcot, ont voulu voir une hyperesthésie ovarienne;
Pujol, Nonat, y voient une inflammation de l'utérus; enfin Benett rapporte cette douleur ovarienne
à une inflammation utérine. Voici, du reste, ce
qu'il dit :

Je suis tout disposé à soutenir que dix-neuf fois
sur vingt, dans les cas où, indépendamment de
tout symptôme fébrile, la région des ovaires est le
siége d'une douleur profonde, sourde, continue et
paraît sensible à la pression en même temps que
plus volumineuse au toucher, il n'y a en réalité
nulle affection des ovaires, mais que ces symptômes
indiquent seulement un état d'irritation sympathique, dépendant de quelque lésion utérine. Il est
difficile de dire pourquoi il en est ainsi, pourquoi
une ulcération inflammatoire ou quelque autre
lésion également inflammatoire du col ou du corps
de l'utérus donne naissance à de la douleur ou à
de la sensibilité non point tant au siége même de
la lésion que dans l'ovaire droit ou gauche ou dans
tous les deux, quoique plus souvent dans le gauche. Mais pour être difficile à expliquer, le fait n'en
existe pas moins, il est éminemment clinique et
confirmé par l'observation de chaque jour. Ce qui
démontre que les douleurs des ovaires sont dans
la grande majorité des cas purement sympathiques

et ne résultent pas d'une affection de ces organes, c'est que si, laissant ces derniers de côté, on ne traite que l'affection utérine, dont on reconnaît généralement la coexistence, les douleurs ovariennes cessent aussitôt que la maladie de l'utérus est guérie. Si, par contre, on soigne seulement la malade pour une ovarite, sans examiner ni traiter l'utérus, les symptômes de l'ovarite se perpétuent indéfiniment ou récidivent au bout de peu de temps s'ils ont été momentanément modifiés par les moyens mis en œuvre.

De l'exposition des doctrines qui précèdent, il nous paraît légitime de conclure :

1° Que l'hystérie ne se rencontre que chez la femme ;

2° Que dans un grand nombre de cas, la cause première des troubles nerveux, dits hystériques, est sous la dépendance d'une lésion des organes génitaux de la femme ;

3° Que cette lésion, rapportée par quelques-uns à l'ovaire, devrait plus communément, d'après Benett, être rattachée à une inflammation du col ou du corps de l'utérus ;

4° Que cette irritation utérine permet d'expliquer par des actions réflexes les troubles nerveux que l'on observe du côté de la sensibilité, du mouvement et des actes de la vie organique ;

5° Que cette irritation prolongée de la moelle peut amener dans ce centre nerveux un état pathologique qui persiste, lors même que les troubles utérins ont disparu ;

6° Quand les lésions utérines et ovariques font défaut, l'hypothèse d'une lésion du centre bulbo-spinal et du grand sympathique permet d'interpréter les phénomènes observés.

DU VOMISSEMENT.

DE SON MÉCANISME, DE SA PHYSIOLOGIE.

Mécanisme. — M. Longet définit le vomissement, un acte violent, spasmodique, par lequel les matières contenues dans l'estomac, lancées à travers l'œsophage et le pharynx, sont rejetées au dehors.

Il était intéressant de rechercher le mécanisme suivant lequel avait lieu ce mouvement. On l'a attribué alternativement à l'estomac seul, aux contractions des muscles abdominaux et du diaphragme, enfin à l'action réunie de l'estomac et de ces mêmes muscles.

Magendie, en 1813, dans son Mémoire sur le vomissement, rapporte diverses expériences qui paraissaient établir la passivité de l'estomac dans le vomissement. Il avait, sur des animaux vivants, enlevé l'estomac, et fixé une vessie de cochon pleine d'eau à l'extrémité de l'œsophage d'une part, et au pylore de l'autre. Puis il avait fermé la plaie abdominale. Injectant alors une solution de tartre stibié dans les veines de l'animal, il avait constaté que l'eau contenue dans la vessie était vomie. Il en tira entre autres conséquences que le vomissement est produit par la contraction du diaphragme et des muscles abdominaux, et, de plus, que l'émétique agit sur le système nerveux central.

D'autres physiologistes voulant répéter l'expérience de Magendie, furent étonnés de ne pouvoir réussir à faire vomir les animaux. Ils reconnurent que l'obstacle au vomissement était dû à l'occlusion du cardia (Magendie, dans ses expériences, avait fixé la vessie au-dessus du cardia). L'estomac ne restait donc pas indifférent dans l'acte du vomissement.

Depuis longtemps déjà on avait constaté les mouvements propres de l'estomac pendant le vomissement ; on fit de nouvelles études pour élucider ce point. La clinique et la physiologie sont, en effet, venues éclairer d'une façon merveilleuse cette question.

En 1863, le Dr Patry, médecin à Saint-Maure, communiquait à l'Académie de médecine une observation des plus intéressantes, et qui peut se résumer ainsi :

Un jeune berger de 11 ans, après son repas, s'était endormi, étendu sur le dos dans une prairie, lorsqu'il reçut dans l'abdomen deux coups de corne d'un taureau. Une première fois la corne pénètre à 1 centimètre au-dessus de la crète iliaque droite et après avoir cheminée entre la peau et l'aponévrose, vient sortir au-dessous des dernières fausses côtes gauches, divisant seulement les téguments, et laissant au fond de la plaie l'aponévrose abdominale à nu. La seconde fois, la corne du taureau pénètre profondément dans la cavité abdominale, chemine entre l'arc du côlon et la face inférieure de l'estomac, traverse la rate et vient sortir au-dessous des fausses côtes gauches.

Lorsque le Dr Patry arriva près du blessé il trouva les viscères hors de la cavité abdominale et baignés de sang.

Pour réduire les viscères, M. Patry jugea le vomissement nécessaire et, dans ce but, il exerça des pressions avec ses mains sur les faces de l'estomac en cherchant à simuler le mouvement anti-péristaltique de l'organe. Ses essais ne furent suivis d'aucun résultat, l'orifice supérieur resta hermétiquement fermé. Il administra alors 25 milligrammes de tartre stibié dans un demi-verre d'eau, et le vomissement eut lieu.

Il observa alors les phénomènes suivants :

1° Avant le vomissement : nausées et simultanément contractions lentes et graduelles de la tunique musculeuse de l'estomac, se succèdant de droite à gauche du pylore vers le cardia.

2° Pendant le vomissement : contraction brusque et violente de l'œsophage aux premiers efforts. L'estomac, qui faisait hernie entre les deux lèvres de la plaie, rentra soudainement dans l'abdomen et s'appliqua contre la face inférieure du diaphragme. A chaque contraction de l'œsophage, le cardia s'entrouvrait et livrait passage à une certaine quantité d'aliments.

Le vomissement n'eut lieu qu'après plusieurs reflux successifs, c'est-à-dire lorsque la cavité de l'œsophage fut plus ou moins dilatée. Les contractions du diaphragme coïncidaient avec celle de l'œsophage. Ce muscle, ainsi contracté, formait un plan rigide contre lequel l'estomac venait solidement s'appliquer au moment de son ascension.

Cette observation nous montre, comme les expériences des physiologistes qui vinrent après Magendie, que le vomissement ne peut se produire que tout autant que le cardia est dilaté. Les émétiques produisent cette dilatation.

Après avoir vu par quel mécanisme se produit le vomissement, voyons quels sont les agents qui concourent à sa production, et quelle part revient à chacun.

Physiologie du vomissement. — L'estomac tire ses nerfs de deux sources, les uns lui arrivent de la paire vague par deux filets extra-œsophagiens et par plusieurs petits filets cachés dans les enveloppes de l'œsophage; les autres, provenant des ganglions cardiaques et des rameaux splanchniques du grand sympathique, pénètrent dans son intérieur avec les vaisseaux gastriques.

Quelle est l'action de chacun de ces nerfs?

Schiff a constaté dans ses expériences que la section du pneumogastrique, au-dessous du diaphragme, ne modifiait d'aucune manière les mouvements et la sécrétion de l'estomac, tandis que la section au cou entraîne la diminution de la sécrétion du suc gastrique, fait cesser toute trace de sensibilité douloureuse, mais ne modifie en rien l'absorption stomacale. L'irritation de ce nerf à la région cervicale produit des mouvements vermiculaires énergiques de l'estomac, et fait entrer en contraction la partie moyenne du viscère, de façon à lui donner un aspect plus ou moins distinctement biloculaire. Quant au grand sympathique, l'irritation de ses ganglions abdominaux est suivie beaucoup plus rarement de contractions distinctes des viscères.

Nous avons déjà dit que Magendie établit le rôle important et nécessaire du diaphragme et des muscles abdominaux dans le vomissement. Tantini remarqua que, pour que les matières soient rejetées au dehors, il fallait que le cardia fût dilaté. C'est en effet ce qu'à démontré M. Schiff dans ses expériences. Disons tout d'abord que sur l'estomac découvert ce physiologiste avait vu que parfois, dans des cas rares, il est vrai, l'émétique amenait une réjection partielle du contenu stomacal, non gazeux; et que pour cela, le cardia, qui est le plus souvent fermé, se dilatait toujours. Ces constatations ont eté faites par le toucher direct au moyen d'une fistule stomacale. Quand l'orifice cardiaque est fermé, on ne parvient à y pénétrer qu'avec un effort assez considérable.

M. Schiff attribue cette dilatation aux fibres longitudinales qui, partant de la portion inférieure de l'œsophage, rayonnent en tous sens autour du cardia et viennent se répandre à 5 ou 6 centimètres et peut-être plus bas encore au-dessous de cet orifice, dans la tunique moyenne de l'estomae. Voici comment l'auteur raconte les expériences qu'il a faites pour montrer l'action de ces fibres :

« J'avais, dit-ll, à choisir entre trois moyens pour mettre hors d'action les muscles radiaires du cardia.

« Le premier moyen consistait à les couper directement au-dessous du cardia, en n'épargnant que la muqueuse. Mais cette opération m'aurait exposé à la rupture de la muqueuse stomacale chargée de soutenir seule tout le poids de l'organe. Je jugeai donc inutile de tenter ce procédé.

« Second procédé : couper les nerfs qui se rendent aux muscles longitudinaux du cardia. Malheureusement nous ne connaissons pas les filets propres de ces muscles, et à supposer même que nous les connussions, comment les isoler des autres nerfs voisins cheminant dans la même direction? En coupant des nerfs non intéressés dans l'expérience, je risquais de produire une paralysie trop étendue et d'enlever à mes résultats toute valeur démonstrative. Je rejetai donc ce moyen comme le premier, et à cet égard, je crois à peine nécessaire de m'en référer au jugement de ceux qui connaissent les conditions anatomiques des nerfs gastriques.

« Le dernier et le seul moyen qui présentât quelque chance de succès, consistait à priver les muscles en question de leur action physiologique, eu les désorganisant par écrasement dans leur continuité au-dessous du cardia, sans toutefois produire de déchirure de la tunique séreuse ou muqueuse de l'estomac.

« Voici comment j'ai exécuté mon plan : sur des

chiens de petite taille ou très-jeunes, âgés tout au plus de 2 ou 3 mois et éthérisés, j'ai découvert l'estomac par une incision longue de 3 centimètres, faite parallèlement au rebord antérieur des fausses côtes gauches, et j'ai attiré au dehors la moitié gauche du viscère avec le cardia. Une sonde cannelée, passée sous ces parties, les maintint en position. Alors j'entourai l'estomac, à peu près à 1 centimètre au-dessous du cardia, d'un long ruban, très-fort, que j'appliquai exactement à la séreuse en évitant les grands vaisseaux gastriques. Au devant de la portion embrassée, en arrière et latéralement, on plaçait un cylindre de bois ou de fer, large d'environ 5 à 10 centimètres, sur lequel on croisait les bouts du ruban, réunis en nœud coulant. Je saisissais l'un des bouts avec la main entourée d'un mouchoir et un aide faisait la même manœuvre de l'autre côté, puis on tirait vigoureusement de part et d'autre, jusqu'à ce que le segment stomacal, pressé contre le cylindre, fut en partie désorganisé sans toutefois subir de lésion de continuité. Après quelques secondes de tractions énergiques, on enlevait le ruban et le cylindre solide.

« Les animaux après l'opération recevaient de la nourriture, et au bout de 3[4 d'heure à 2 heures on leur administrait l'émétique. Bientôt les nausées se déclaraient. Après des vomituritions assez légères, le diaphragme et les muscles abdominaux commençaient à se contracter avec la plus grande énergie. Pas de vomissement. Les efforts les plus violents se répétaient à courts intervalles, mais sans succès. Les chiens, très-inquiets, se traînaient d'un coin à l'autre, continuellement en proie aux vomi-turitions et trahisant leur malaise même dans les intervalles des vomituritions par la position caractéristique de la tête et du cou. J'ai vu quelquefois 12 à 15 périodes de vomituritions se succéder à intervalles plus ou moins rapprochés, sans amener l'expulsion d'une parcelle du contenu stomacal. »

Après avoir cité en entier l'expérience si remarquable de Schiff, je n'ai rien à ajouter sur la physiologie du vomissement. Il est impossible de ne pas reconnaître le rôle important que jouent les fibres radiaires. Nous verrons plus tard, en nous occupant du vomissement des hystériques, si l'on peut tirer quelques indications du rôle des fibres radiaires qui entourent le cardia.

DU VOMISSEMENT HYSTÉRIQUE.

Après avoir cité, dans une première partie de ce travail l'opinion de plusieurs auteurs qui admettent comme cause première de l'hystérie une lésion, un état pathologique quelconque des organes génitaux, on ne sera pas étonné que je rapproche les vomissements de l'hystérie, de ces vomissements incoercibles de la grossesse. Bien qu'aujourd'hui encore on ne soit pas parfaitement renseigné sur leur pathogénie, il existe dans la science plusieurs observations où à l'autopsie on a rencontré des lésions importantes du côté de l'utérus.

Dès 1826, Dance avait signalé l'existence des lé-

sions du corps de l'utérus dans des cas de vomissements incoercibles. Il rapporte à ce sujet deux autopsies dans l'une desquelles il rencontra des con-
crétions pseudo-membraneuses à la surface externe
des membranes de l'œuf, et une couche de pus concret entre le placenta et l'utérus, tandis que dans
l'autre les parois de la matrice avaient à peine une
ligne et demie d'épaisseur et présentaient une
mollesse insolite, accompagnée d'un engorgement
sanguin.

Chomel a vu des plaques de pus concret dissé-
minées à la périphérie de l'œuf.

Stoltz a rencontré une injection assez vive des
parois utérines.

Toutefois M. Guéniot, dans sa thèse d'agrégation,
n'accorde que le rang de causes adjuvantes aux
lésions des organes génitaux, aussi considère-t-il
comme causes adjuvantes :

1° L'inflammation du tissu utérin signalée par
Dance pour la première fois, et rencontrée plusieurs fois depuis ;

2° L'inflammation des membranes de l'œuf, influence fort douteuse pour M. Guéniot.

3° Les altérations, les modifications morbides du
col, auxquelles il attribue un grand rôle. Elles peu-
vent même parfois, dit-il, jouer un role considérable dans la production des vomissements incoercibles.

Mais, pour cet auteur, une cause principale, c'est
cette suractivité de fonction dont l'utérus est le
siége pendant la grossesse.

« Ce travail, dit-il, ne peut-il pas être considéré comme un excitant, comme un stimulus perpétuel, propre à réveiller les sympathies étroites qui existent entre l'utérus et l'estomac ? Et selon que l'excitation sera plus ou moins vive, la susceptibilité de l'estomac plus grande, l'état nerveux de la femme plus développé, etc., ne pourra-t-on pas voir se produire ces terribles vomissements qui mettent si promptement la vie en péril ?

Ces hypothèses trouvent dans le résultat négatif de la plupart des autopsies faites jusqu'ici, une source non douteuse de très-grande probabilité, et cette probabilité même n'est que fortifiée par l'existence des lésions que l'on a rencontrées toutes les fois que ces dernières intéressaient la matrice ou quelques parties de l'œuf. Ainsi donc, la grossesse en elle-même, par le travail incessant et tout physiologique qu'elle détermine dans la matrice, prédispose d'une manière remarquable aux vomissements.

Ne pourrait-on pas faire encore un rapprochement entre ces femmes dont l'utérus est excité par le travail de la grossesse et ces jeunes filles chez lesquelles la menstruation s'établit difficilement, chez lesquelles l'utérus est congestionné. Il n'est pas rare de voir à cette époque apparaître des troubles hystériques et même des vomissements.

Nous croyons donc qu'au point de vue de la pathogénie tout autant qu'au point de vue du traitement des vomissements hystériques, on doit tenir compte de l'état des organes génitaux.

Il est un autre ordre de causes auxquelles on a voulu rattacher les vomissements de l'hystérie, et assurément dans nombre de cas la chose était légitime. Je veux parler de ces cas d'ischurie dans lesquels on a trouvé une sorte de balancement entre les quantités d'urée éliminée par les reins et celle contenue dans les vomissements. Les exemples n'en sont pas très-rares. M. Charcot en a publié une observation dans ses leçons sur le système nerveux. Une infirmière, Justine Etch..., âgée de 40 ans, qui présentait des phénomènes de contracture, d'hémianesthésie, d'hémiopie, d'hyperesthésie ovarienne, avec sensation de boules de strangulation, etc., fut prise cinq ans après le début des accidents d'une rétention d'urine, puis survinrent bientôt des vomissements qui durèrent pendant quatre mois.

On recueillit séparément les urines et les matières vomies, et M. Grehant fit les dosages d'urée. On nota chaque jour les quantités d'urée trouvées dans les vomissements et dans l'urine, et la comparaison des courbes ainsi obtenues montre que la ligne des vomissements s'élève quand celle des urines s'abaisse.

M. Fernet rapporte un cas analogue dans l'*Union médicale* de 1873 :

M. Secouet, dans sa Thèse, avril 1875, rapporte un cas.

Enfin, M. Juventin, dans sa Thèse inaugurale (1874), rapporte une observation que nous avons reproduite au commencement de ce travail

(à un autre point de vue, il est vrai), mais qui
montre que, comme dans l'observation de M. Charcot, la quantité d'urée augmente dans les vomissements quand elle diminue dans l'urine.

Lorsque nous observions, au mois de juillet dernier, la malade qui fait l'objet de notre première
observation, nous avons cherché à nous rendre
compte de la quantité d'urée qu'elle excrétait chaque jour par les reins. Nous voulions surtout savoir
si le valérianate de caféine avait une influence sur
la quantité d'urine éliminée. Mais deux causes nous
ont empêché de poursuivre nos recherches : la première, c'est que, n'étant pas habitué aux manipu-
lations chimiques, nous avions peu de confiance
dans les résultats que nous obtenions. (Nous nous
servions du procédé de M. Bouchard.) Ces craintes
étaient fondées, car, ayant voulu contrôler nos résultats, nous avons répété plusieurs dosages avec
une solution titrée d'urée, contenant 4 gr. d'urée
pour 100 gr. d'eau ; or, au lieu de trouver 40 pour
1000, nous n'avons trouvé que 34. Nous attribuons
cette différence à une perte de gaz difficile à éviter
quand on n'est pas très-habitué à ces opérations.

Le second motif qui nous a fait renoncer à conti-
nuer ces dosages, c'est qu'ayant obtenu 13 gr. 20
pour chiffre de l'urée en vingt-quatre heures, nous
étions fort embarrassé pour savoir si nous devions
considérer ce chiffre comme normal. (Il ne faut pas
oublier que le poids de la malade était de 41 kilogr.)
Les auteurs, en effet, sont loin d'être d'accord à cet
égard. Tandis que M. Lecanu, cité dans la Thèse

de M. Boymond, donne les moyennes suivantes pour l'urine de vingt-quatre heures :

Hommes adultes, 28 gr. 052 d'urée ;

Femmes adultes, 19 gr. 116 ;

Vieillards (84 à 86 ans), 8 gr. 40 ;

Enfants de 8 ans environ, 13 gr. 471 ;

Enfants de 4 ans environ, 4 gr. 505.

M. Lehmann rapporte que, dans les expériences faites sur lui-même, par une alimentation animale, il a excrété 58 gr. d'urée par jour, et, au contraire, avec un régime végétal, cette quantité est tombée au dessous de 15 gr.

Dans la thèse de M. Nisseron sur l'urine, on voit que l'urine des vingt-quatre heures contient, d'après Berzélius, 30 gr. d'urée ; d'après Becquerel et Rodier, 12 gr. 102 ; et d'après M. Robin, 24 à 30 gr.

J'ai tenu à citer ces chiffres pour montrer combien ils varient suivant les auteurs, et aussi quelle influence exercent l'âge, la nourriture ; il n'est pas jusqu'au genre de vie et au poids des sujets qui ne doivent entrer en ligne de compte dans cette question.

Quel est le mécanisme de l'ischurie hystérique ? Où siége l'obstacle qui s'oppose à l'accomplissement de l'excrétion urinaire ? M. Charcot s'est posé ces questions, et, pour lui, on doit attribuer cette ischurie à une action du système nerveux. Mais comment interviendrait l'influence nerveuse ? C'est une question qui n'est pas résolue. Peut-être faut-il invoquer un spasme de l'uretère ?

Quoi qu'il en soit, nous voyons en résumé :

1° Que, parmi les auteurs qui se sont occupés des vomissements dans l'hystérie, aucun n'a signalé de lésion spéciale de l'estomac, et, du reste, la rapidité avec laquelle ce phénomène disparaît devait faire prévoir ce résultat.

2° Que, quand l'hystérie coïncide avec des lésions ou des névralgies des organes génitaux de la femme, on comprend que cette irritation, transmise à la moelle et au bulbe, puisse produire directement une irritation du pneumogastrique, qui tantôt provoquera le vomissement, tantôt la toux, tantôt des phénomènes de strangulation, suivant que tels ou tels filets nerveux seront irrités.

3° Que l'irritation du pneumogastrique pourra n'être que secondaire, c'est-à-dire déterminée par la présence dans l'estomac de l'urée (Cl. Bernard) ou du carbonate d'ammoniaque (Frerichs), l'action réflexe de la moelle ayant porté sur les organes de la sécrétion urinaire.

ACTION DU VALÉRIANATE DE CAFÉINE.

Plusieurs de nos observations, ainsi qu'on l'a vu, sont relatives à des hystériques qui portaient, entre autres phénomènes morbides, des vomissements qu'on peut qualifier d'incoercibles. On a remarqué avec quelle soudaineté les vomissements ont cessé dans la plupart des cas. Peut-on expliquer le mode suivant lequel ce médicament a agi?

Ceci nous conduit à étudier l'action de chacun de ses facteurs, la valériane et l'acide valérianique d'une part, et la caféine de l'autre.

La valériane fait partie de cette classe de médicaments qu'on désigne sous le nom d'antispasmodiques. Les agents de cette classe sont remarquables par la promptitude et le peu de durée de leur action. Les uns ont la propriété d'éteindre momentanément la sensibilité : ce sont les anesthésiques, les éthers ; les autres, au contraire, ont la propriété d'exciter l'action organique de divers systèmes de l'économie : ce sont les stimulants diffusibles. C'est dans cette dernière catégorie qu'on a rangé la valériane.

Depuis longtemps la valériane a été préconisée dans l'hystérie, mais il est juste de dire que son action a été mise souvent en doute. Néanmoins il existe dans la science des observations qui me paraissent très-concluantes.

Dans un mémoire publié dans la *Revue médico*

chirurgicale de 1849 et intitulé : *De la valériane contre l'épilepsie*, M. Chauffard (d'Avignon) rapporte quatorze cas de guérison obtenus par la poudre de racine de valériane administrée aux doses élevées de 20, 30 et 50 grammes.

« Non-seulement, ajoute-t-il, la valériane est utile dans l'épilepsie, mais elle l'est encore dans d'autres affections spasmodiques. »

Je crois que la malade qui fait le sujet de la huitième observation était atteinte d'hystérie. On va en juger par la relation qu'en donne l'auteur et que je me plais à reproduire :

« Une dame âgée de 50 ans, grande, forte et pléthorique, était atteinte, depuis la diminution des menstrues, de convulsions soudaines dans les bras, avec rire sardonique, larmes involontaires, entraînement de la pupille vers le sommet de l'orbite, contraction irrégulière de la figure, résolution des sens et de l'intelligence. Ces convulsions, qui duraient un demi-quart d'heure, cessaient peu à peu elles augmentèrent d'intensité et de fréquence lorsque les règles eurent passé. Malgré d'abondantes saignées du pied, les convulsions parurent dix à douze fois dans les vingt-quatre heures. La malade devint morne, inquiète, craintive et n'osa plus sortir.

Pendant six mois environ, elle prit la valériane à hautes doses et sans y manquer un seul jour. Ces convulsions se réduisirent tellement que la semaine s'écoulait quelquefois sans qu'il en survînt ; elles étaient instantanées, ne consistaient qu'en une simple secousse ; elle cessèrent ensuite entièrement, et la malade reprit son caractère accoutumé. »

M. Beau, dans le *Bulletin général de thérapeutique* de 1862, cite deux cas d'hystérie suivie de guérison à la suite d'un traitement par des bains de racines de valériane (500 gr. par bain).

Dans un cas, la maladie était caractérisée par de l'anorexie, de la tympanite, de la constipation, des névralgies diverses, de l'anesthésie, de l'analgésie de la moitié inférieure du corps ; enfin, il existait une pseudo-coxalgie dont les débuts remontaient à plusieurs mois. Après six bains de racine de valériane, la malade quittait l'hôpital, guérie.

Dans l'autre cas, la malade avait des attaques fréquentes et des douleurs qui l'empêchaient de marcher. La guérison eut lieu au bout de quelques bains.

M. Baraillier, médecin de clinique médicale à l'Ecole de Toulon, a publié, dans le *Bulletin de thérapeutique* de 1860, un mémoire sur les effets physiologiques et l'emploi thérapeutique de l'huile essentielle de valériane.

Les expériences physiologiques ont été faites sur les élèves du service. Voici les résultats qu'elles ont donnés :

1° Abaissement des pulsations artérielles suivi bientôt d'une élévation ;

2° Chaleur de la peau, transpiration augmentée, avec odeur de valériane ;

3° Céphalalgie, ordinairement frontale, parfois très-intense, avec sentiment de pression aux régions temporales ; inaptitude au travail intellectuel ; tendance au sommeil, affaiblissement des forces musculaires ;

4° Dans quelques cas, nausées et salivation ; dégoût pour les aliments, quand le médicament est pris à la dose de 30 à 50 centigr. ;

5° Urines abondantes, colorées, ayant l'odeur de valériane.

Les malades auxquels M. Baraillier administra l'extrait de valériane étaient des forçats atteints de typhus épidémique. La somnolence et le coma étaient les symptômes le plus souvent observés. Les révulsifs et les diffusibles n'avaient donné que des résultats négatifs, lorsqu'on tenta l'extrait de valériane. Voici comment l'auteur résume les résultats qu'il a obtenus :

1° Réveil rapide et s'établissant promptement sous l'influence de 50 centigrammes d'huile volatile de valériane ;

2° Yeux largement ouverts, explorateurs ;

3° Intelligence plus nette ; réponses justes aux questions adressées, dans la plupart des cas ;

4° Elévation des pulsations artificielles dans les premiers moments de l'action du remède, et plus tard abaissement ;

5° Urines moins copieuses ; légère transpiration cutanée.

Enfin, dans les conclusions de son mémoire, M. Baraillier, après avoir rappelé les phénomènes que nous venons de citer, ajoute :

Certains états nerveux, tels que vertiges, hystéricisme, asthme essentiel, etc., sont modifiés d'une manière notable par l'huile essentielle dé valériane.

Trousseau et Pidoux, dans leur *Traité de thérapeutique*, expliquent ainsi l'action de la valériane :

« C'est un excitant des phénomènes nerveux, c'est par conséquent en agissant sur le système cérébrospinal par la voie du système ganglionnaire que la valériane produit ses effets. »

M. le professeur Gubler, dans ses *Commentaires du Codex*, partage la même opinion ; il dit :

« La valériane est un stimulant du système nerveux, c'est-à-dire un nervin ; seulement on peut se demander si elle agit directement sur le centre cérébro-spinal ou si, comme le pensent Trousseau et Pidoux, elle porte d'abord son action sur le système ganglionnaire. »

« La valériane ne compte de succès que dans les formes essentiellement asthéniques des désordres nerveux qui surviennent chez les sujets anémiques, énervés, spécialement chez les femmes débiles, dites nerveuses ou hystériques. »

Ainsi donc, en résumé, la valériane est un excitant du système nerveux, un stimulant diffusible.

Plusieurs auteurs refusent toute action à l'acide valérianique ; d'autres prétendent que, si l'acide obtenu par oxydation des corps gras est sans action, celui qui est retiré de la plante jouit, au contraire, des mêmes propriétés que la racine et l'essence de valériane. Nous nous bornons simplement à reproduire ces opinions

Occupons-nous maintenant de la caféine. C'est à l'état de citrate de caféine que ce produit a été généralement étudié.

M. le Dr Leven a publié dans les *Archives de physiologie* de 1868 un mémoire qui résume les faits déjà connus et les expériences que l'auteur a faites sur ce sujet.

C'est à ce mémoire que nous emprunterons les détails suivants :

Albers, de Bonn, en 1853, conclut de ses expériences que la caféine détermine un état tétanique plus marqué que celui de la strychnine.

Sthulmann, de Triedwald, prétend, au contraire, qu'elle tue en paralysant.

Le Dr Caron a expérimenté la caféine sur lui-même à la dose de 50 centigrammes, et, deux heures après, il a ressenti de la céphalalgie, du tremblement, des nausées, une somnolence continnelle ; son pouls avait baissé de 80 à 50 pulsations.

Le professeur Botkin, de Saint-Pétersbourg, employa le citrate de caféine dans un cas de néphrite parenchymateuse avec hypertrophie du cœur et obtint un effet laxatif et diurétique ; il attribua l'action diurétique à l'augmentation de pression artérielle. Les contractions cardiaques devinrent plus rares. Le malade s'habitua bientôt au médicament.

M. Leven a constaté, dans ses expériences, que la caféine injectée dans le tissu cellulaire détermine une vive congestion locale.

Qu'appliquée sur un muscle, elle le tétanise et

détruit complètement la contractilité musculaire ; que, placée sur le cœur, elle n'arrête pas ses contractions ;

Qu'un nerf de grenouille placé dans une solution de caféine perd son excitabilité ;

Que la caféine absorbée n'enlève ni au muscle ni au nerf leurs propriétés physiologiques, et ne fait que diminuer leur excitabilité ;

Qu'enfin l'état tétanique produit par la caféine a son principe dans la moelle.

Pour établir ce dernier fait, M. Leven détruit le tiers inférieur de la moelle chez une grenouille. Le train postérieur est complètement paralysé. Il injecte sous la peau 2 centigrammes de caféine. Il observe l'accélération de la respiration et des battements du cœur ; la tête se roidit sur le tronc ; le train antérieur se tétanise. La mort arrive après vingt minutes, la respiration étant complètement arrêtée. Les battements du cœur ont continué trois heures après la mort. Les muscles et les nerfs du train postérieur étaient restés excitables, alors que les muscles et les nerfs du train antérieur avaient perdu en partie leur excitabilité. La caféine n'a donc pas tétanisé le train postérieur, et cependant elle était en rapport avec lui par la circulation ; par conséquent, les modifications du système musculaire ne sont pas dues à une action directe sur le muscle, mais exigent l'intervention de l'axe rachidien.

M. Leven explique l'action de la caféine dans

l'asthme par une diminution du pouvoir réflexe de la moelle.

La valériane et la caféine ont donc pour propriétés communes d'activer la circulation, la transpiration, d'éveiller les facultés intellectuelles. La caféine diminue de plus le pouvoir réflexe de la moelle.

Cette dernière action sur la moelle, que M. Leven a établie par l'expérience que j'ai rapportée, permettrait de comprendre comment ce médicament peut concourir à arrêter les vomissements sympathiques. D'autre part, la caféine a été considérée par beaucoup d'auteurs comme un médicament d'épargne ; M. Leven a constaté que, pendant son administration, les reins éliminaient moins d'urée.

Si maintenant nous parcourons nos observations pour enregistrer les effets obtenus, nous sommes frappé tout d'abord, dans l'observation I, de l'hypercrinie intestinale et de la disparition subite des vomissements. En présence de ces faits, on pourrait se demander si ces vomissements n'étaient pas dus à la présence de l'urée, et si le médicament, apportant une modification dans la circulation capillaire de l'estomac, ne s'est pas opposé à l'élimination de l'urée par la muqueuse gastrique, cette urée alors aurait été éliminée par l'intestin et aurait produit une hypercrinie et une hyperkinésie intestinales. Ce n'est là qu'une hypothèse. La cessation des vomissements et leur réapparition coïncident si rigoureusement avec les époques où le traitement est suivi et celles où on le suspend qu'il me paraît impossible d'attribuer au hasard une pareille coïncidence. Autres phénomènes à noter : augmentation de l'appétit, réveil de l'intelligence et des forces, un peu d'insomnie. Quant aux urines, elles sont restées constamment au-dessous de la moyenne. Si on rapproche ces faits de la sensation de froid éprouvée par la malade, on devra penser que le valérianate apporte une modification dans la circulation, une entrave à l'hématose.

L'observation II nous montre que le médicament n'a pas agi immédiatement ; les vomissements n'ont cessé qu'après quinze jours.

La malade de l'observation III continue, elle aussi, à vomir pendant les trois premiers jours du traitement, puis survient une période de calme de huit jours, un vomissement ; enfin elle quitte l'hôpital après être restée quinze jours sans avoir eu aucun vomissement.

L'observation IV est moins concluante ; nous dirons seulement que la malade a cessé de vomir et que c'est là la cause qui ôte l'intérêt de cette observation.

L'observation V, bien que se résumant par un insuccès, est cependant intéressante ; elle nous fait connaître divers phénomènes qu'on peut attribuer à l'action du médicament qui nous occupe. Chez ce tuberculeux, nous voyons l'appétit augmenter, les sueurs diminuer, les vomissements cesser du 13 au 21 juillet. Mais ces phénomènes heureux n'ont été que de courte durée.

L'observation VI nous offre les mêmes résultats que la précédente. Nous devons cependant faire remarquer que le malade se plaint de somnolence depuis qu'il fait usage de ce remède, tandis que la malade de l'observation I se plaignait de ne pouvoir dormir.

CONCLUSIONS.

Arrivé à ce dernier chapitre, nous reconnaissons
que nous n'avons que bien peu de faits pour porter
un jugement sérieux sur la valeur du remède que
nous avons expérimenté ; nous pensons cependant
que ces quelques observations engageront d'autres
expérimentateurs à vérifier la valeur de ce remède.
Néanmoins, et en tenant compte de la réserve que
nous venons de faire, nous résumerons notre travail en disant :

1° Que le valérianate de caféine a paru, dans
qnelques cas, faire cesser des vomissements nerveux qui étaient sous la dépendance de l'hystérie ;

2° Que ce médicament a procuré aux malades un
appétit marqué et une force tant physique que morale qu'ils n'avaient pas auparavant ;

3° Que les vomissements des phthisiques n'ont
pas été arrêtés. Nous pourrions ajouter qu'un de
nos amis, interne des hôpitaux, a expérimenté cette
substance dans les vomissements de la grossesse ;
il n'a pas obtenu de résultats favorables.

4ᵉ M. le Dʳ Labadie-Lagrave nous autorise à dire
que deux fois il a employé le sirop de valérianate

de caféine contre la coqueluche chez les enfants et que ce médicament, pris à la dose d'une cuillerée à dessert par jour, a produit une amélioration très-sensible. Les quintes de toux, dont le nombre s'élevait d'abord à 15 par jour, ne se reproduisaient plus que 4 fois par jour, après une semaine de traitement.

Paris. A. Parent, imprimeur de la Faculté de Médecine, rue Mr-le-Prince, 31.

9 782014 048797